BEI GRIN MACHT SICH IHR
WISSEN BEZAHLT

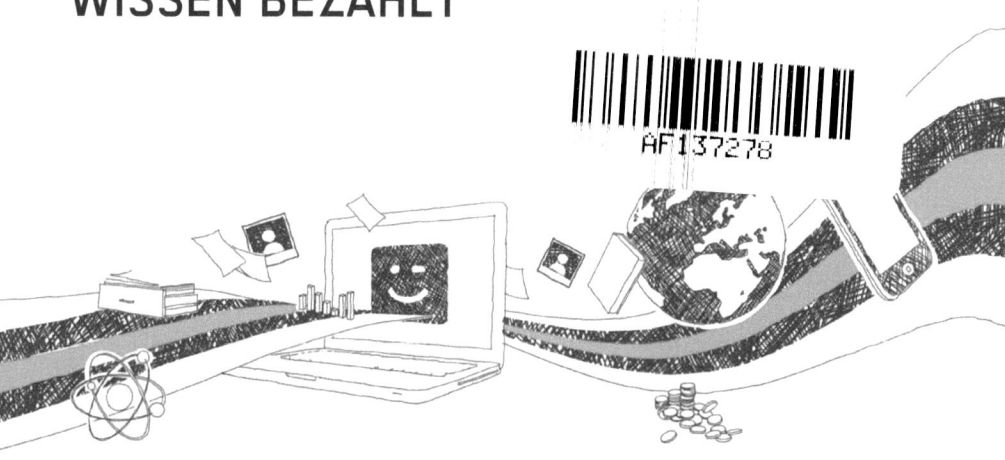

- Wir veröffentlichen Ihre Hausarbeit,
  Bachelor- und Masterarbeit

- Ihr eigenes eBook und Buch -
  weltweit in allen wichtigen Shops

- Verdienen Sie an jedem Verkauf

Jetzt bei www.GRIN.com hochladen
und kostenlos publizieren

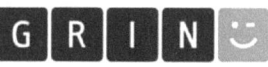

Bibliografische Information der Deutschen Nationalbibliothek:

Die Deutsche Bibliothek verzeichnet diese Publikation in der Deutschen National-
bibliografie; detaillierte bibliografische Daten sind im Internet über http://dnb.d-
nb.de/ abrufbar.

Impressum:

Copyright © 2013 GRIN Verlag, Open Publishing GmbH
Druck und Bindung: Books on Demand GmbH, Norderstedt Germany
ISBN: 9783668209664

Dieses Buch bei GRIN:

http://www.grin.com/de/e-book/321584/philosophisch-praktische-betrachtung-der-
berufspaedagogik-die-vermittlung

Alfred Zimmer

Philosophisch-praktische Betrachtung der Berufspädagogik. Die Vermittlung von sozialen Kompetenzen in der (Alten)Pflegeausbildung

GRIN Verlag

GRIN - Your knowledge has value

Der GRIN Verlag publiziert seit 1998 wissenschaftliche Arbeiten von Studenten, Hochschullehrern und anderen Akademikern als eBook und gedrucktes Buch. Die Verlagswebsite www.grin.com ist die ideale Plattform zur Veröffentlichung von Hausarbeiten, Abschlussarbeiten, wissenschaftlichen Aufsätzen, Dissertationen und Fachbüchern.

Besuchen Sie uns im Internet:

http://www.grin.com/

http://www.facebook.com/grincom

http://www.twitter.com/grin_com

Das Subjekt im Zentrum?

Philosophisch-praktische Betrachtung der Berufspädagogik am Beispiel der Vermittlung von sozialen Kompetenzen in der (Alten)Pflegeausbildung

Inhaltsverzeichnis:

„Eine richtige Theorie ist das Praktischste, was es gibt"

Friedrich Wilhelm Dörpfeld (1829 – 1893)

1. Einleitung

Das Feld der Berufspädagogik ist ein Teilfeld innerhalb des 'weiten Feldes' Pädagogik. Als Studierender der Berufspädagogik im Gesundheitswesen steht man dabei an einem Punkt, von dem aus man in mindestens zweierlei Richtung schauen kann. Zum einen ist dies die Reflexion dessen, ‚wie' man selbst in der Pflegeausbildung unterrichtet wurde. Zum anderen ist es die Reflexion des Studieninhalts und der begrenzten Erfahrung als Lehrperson. In beiden Fälle aber ist es eine Auseinandersetzung mit der Frage, was Pädagogik (bzw. Berufspädagogik) überhaupt sei, was diese beabsichtigt und vor allem, wie deren Umsetzung gelingen kann.

In dieser Arbeit möchte ich diese beiden Perspektiven ausführen, sprich mein eigenes Erleben als Auszubildender mit heranzuziehen.

Im Hinblick auf den Titel der Arbeit, soll es hier um die Frage gehen, ob denn nicht das 'Subjekt an sich' in der beruflichen Ausbildung zu wenig Beachtung, Bedeutung und 'Spielraum' erhält? Ob neben dem notwendigen Erwerb von Technik und Wissen, sprich der Ausbildung beruflicher Fertigkeiten, dann, wenn von dem Erwerb sozialer Kompetenzen gesprochen wird, nicht wesentliche Aspekte vernachlässigt werden?

Denn Technik und Wissen, aufgefüllt mit beruflich erwünschten Sozialkompetenzen, schaffen nicht zwangsläufig ein menschliches Gefäß, das als Grundlage jeglicher professionellen (menschlichen) Tätigkeit gegeben sein muss. In diesem Sinne wird die personale Kompetenz in dieser Arbeit den sozialen Kompetenzen zugeordnet. Dies kann fragwürdig erscheinen, soll aber als Frage durchaus offen bleiben.

Soziale Kompetenz bedeutet hier also nicht nur das soziale Wahrnehmen, Erleben und Handeln nach außen, sondern ebenso nach innen, sich selbst gegenüber. Hierzu gibt es Bedingungen, die förderlich sind. Und es kann erkannt werden, dass es Bedingungen gibt, die eine solche Kompetenz sich selbst gegenüber erschweren.

Zunehmende Entfremdung, Leistungsoptimierung oder Wissensüberflutung, was alles durchaus der berufsbildenden Notwendigkeit entspringen kann, braucht ein Gegengewicht, einen offenen 'Spiel-Raum' für das Subjekt. Und mag dieser Aspekt sicherlich nicht das 'Hauptgeschäft' der Berufspädagogik sein, so ergeben sich doch negative Folgen für die Ausbildung und spätere Berufspraxis, wenn er vernachlässigt wird oder unerkannt bleibt.

2. Grundfragen und Verständnis von Berufspädagogik

Berufspädagogik lässt sich nach Schelten (2004) als Wissenschaft und Praxis der Berufserziehung umschreiben. Sie entstand begrifflich in den 1920er in Verbindung mit dem Begriff Berufsschule und deren berufsbildendem Unterricht. Inzwischen hat sich das Feld der Berufspädagogik auf das gesamte berufliche Schulwesen ausgeweitet. Als fester Bestandteil der Erziehungswissenschaften vertritt sie darin die Vertiefungsrichtung berufliche Bildung (vgl. ebd. S. 42).

So geht auch in der Berufspädagogik sehr wohl um grundlegende pädagogischen Fragestellungen, die wiederum auf die philosophische Frage zurückführen, 'was ist der Mensch, was kann er wissen, wie soll er handeln, was darf er hoffen', so wie Kant es formuliert hat.

Pädagogik kann man ursprünglich aus dem Griechischen kommend mit „Knabenführung" übersetzen. Sie umfasst alle Aufgaben, die damit verbunden sind. Diese Aufgaben betrafen ursprünglich die Begleitung, später dann die Erziehung junger Menschen, und münden heute in dem Begriff der Erziehungswissenschaft (vgl. Dietrich (1988), S. 14 f). Der Weg zu diesem heutigen Begriff beschreibt den Prozess der Theoriebildung innerhalb dieses Faches, das sich innerhalb der letzten 200 Jahre als eigenständige, und zur Philosophie abgegrenzte Disziplin, entwickelt hat.

Der Begriff 'Theorie' meint von seinem wiederum ebenfalls philosophischen griechischen Ursprung eine 'denkende Betrachtung der Dinge' (vgl. ebd.). Auf die Berufspädagogik bezogen, gilt es also die Tatsachen und Erscheinungen der Erziehung, Bildung und Ausbildung zu betrachten.

Dies alles führt auf die Grundsatzfrage was der Mensch sei und was Bildung generell ist. Und auf die berufliche Praxis eines Menschen in der Gesellschaft bezogen, führt es weiter zu der Frage der gesellschaftlichen Macht, der Kultur und der Steuerung.

Wie sehr wird Pädagogik (und ihre Theorie-Bildung) eingesetzt (und von wem), um den Menschen dorthin zu ziehen, wo er hin soll?

Solche Fragen müssen zwar gestellt werden, gerade in der Pädagogik. Sie können aber natürlich nicht abschließend beantwortet werden. Sie stehen zwangsläufig offen und müssen dies im Hintergrund auch bleiben.

Ein guter Pädagoge ist vielleicht derjenige, der an diesen offenen Fragen im Untergrund immer wieder spürbar anstößt, an ihrer Offenheit ununterbrochen nagt, dieses aber aushält und darin wächst, weil er sich selbst zu seinem Tun in professionelle Beziehung setzt.

In diesem Sinne ist Berufsbildung und Berufspädagogik nicht ohne Allgemeinbildung und 'Beziehungsarbeit' zu denken. Sie steht in unmittelbarem Zusammenhang mit allgemeiner Schulbildung, dem Bildungssystem insgesamt, auf der einen Seite. Ebenso wie sie auf der anderen Seite von der konkreten Beziehung und dem Dialog zwischen Lehrer und Lernendem abhängt.

Die Praxis der Berufsbildung wurzelt in den gesellschaftlichen Entwicklungen der Moderne und ist inzwischen ebenso an einem Punkt angelangt, der ihre Steuerung oder deren Illusion als offene Fragen aufwerfen.

Unter dem Aspekt der Ökonomisierung von Berufsbildung, der steigenden Komplexität von Wissen und der Optimierung menschlicher Leistung, könnte man z.b. also fragen, ob inzwischen die Berufsbildung nicht gezielter im Kindergarten schon beginnen sollte, sich über die ganze Schulzeit kontinuierlich noch mehr steigern müsste, um so in einer wirklichen beruflichen Hochleistungs-Kompetenz enden zu können?

Vielleicht wird gerade dies versucht. Vielleicht ließe sich so den zunehmenden und immer früher eintretenden Erscheinungen von menschlichem Zusammenbruch und Burn-Out wirksam begegnen.

Aus Sicht der notwendigen Leistungsoptimierung, der Kompetenz-Entwicklung und des Fortschritts, wäre dies die logische theoretische Folgerung.

In klaren Gegensatz hierzu steht jedoch Hentig (2006). Er vertritt in seinem Konzept, worin er nach Antworten auf die Frage nach der 'richtigen Pädagogik' sucht, einen Standpunkt, der den Begriff „*Entschulung*" (S.21) verwendet.

Die Instrumentalisierung und Einpassung des Lernenden in eine womöglich selbst instrumentalisierte Pädagogik, wird hier grundsätzlich abgelehnt. „*Entschulung*" versucht den Lernenden von diesem System zu befreien und dadurch eine andere soziale Kultur zu entwickeln.

Meinem Verständnis nach wird hier das Subjekt ins Zentrum gerückt. Es lernt in verschiedenen, angemessenen sozialen Räumen verschiedenste Fertigkeit, lernt sich dabei selbst zu steuern in seinem Lernen und nähert sich darin aus eigenem Wollen den beruflichen Notwendigkeiten (Kompetenzen).

Letztendlich ist die Frage einer solchen grundlegenden Entwicklung oder Veränderung jedoch eine Frage der Beweglichkeit von gesellschaftlicher Kultur und Herrschaft. Pädagogisches Handeln ist beschränkt auf den gegebenen gesellschaftlichen Rahmen.

3. Ermöglichung von sozialen Kompetenzen

Soziale Kompetenzen stellen einen Auszug aller Kompetenzen dar, die im Menschen angesiedelt sind (vgl. Kanning (2009), S. 14). Die genauere Bestimmung und Definition, was konkret damit gemeint ist, reichen von Anpassungsfähigkeit bis Durchsetzungsfähigkeit des Individuums und hängen immer vom Kontext, sprich vom jeweiligen '(Berufs)-Feld' oder dem sozialen System ab. Zudem wird unterschieden zwischen sozialer Kompetenz als Potential und sozial kompetentem Verhalten in einer konkreten Situation (vgl. ebd., S. 12 f).

Im Zusammenhang mit sozialen Kompetenzen tauchen oftmals auch andere ergänzende oder ersetzende Begriffe und Konzepte auf, wie soziale Intelligenz, emotionale Intelligenz, personale Kompetenz, interpersonale Kompetenz oder Selbstkompetenz. All diese Begriffe hängen in unterschiedlicher Verwendung miteinander zusammen, je nach Kontext und Sprecher (vgl., ebd. S. 22 ff).

Wenn also von sozialer Kompetenz gesprochen wird, ist es jeweils unumgänglich, zu klären, was gemeint ist und welcher Kontext besteht. Immer aber geht es um menschliche Fähigkeiten in der Interaktion mit seiner (menschlichen) Mitwelt.

So kann man auf die Frage, was der Mensch sei, nun naiv antworten: 'Er ist wohl nicht nur ein Ding, das sich durch Technik und Wissen zu höchstmöglicher Errungenschaft und Leistung optimiert.'

Das Soziale, das in meiner Sicht, neben dem Bewusstsein und dem Erkenntnisdrang den Menschen ausmacht, ist gekennzeichnet durch das 'Sich' Erleben in der Begegnung, das es ihm per se erst ermöglicht, sich seines Daseins bewusst zu werden und sich selbst zu erkennen. Dies ist für den Menschen existenziell.

Nun wird dagegen in der Berufspädagogik von sozialen Kompetenzen gesprochen. Wenn diese jedoch in gleicher Weise als Instrument betrachtet werden wie Technik und Wissen, entsteht zwangsläufig ein Ungleichgewicht. Dieses ginge bildlich in die Richtung, dass ein Mensch tatsächlich ein Ding sein könnte.

Beraubt sich der Mensch dadurch nicht seines Selbst? Oder ist dies aber geradezu notwendig, damit ein Mensch als produktives Mitglied der Gesellschaft funktioniert?

Soziale Kompetenzen werden in der pädagogischen, in der psychologischen, in der ökonomischen und der pflege-bezogenen Fachliteratur ausführlich und natürlich mit verschiedenen Schwerpunkten und Sichtweisen behandelt. Es wird versucht soziale Kompetenzen schematisch zu erfassen und zu bewerten, wie zum Beispiel in Kanning (2009): Diagnostik sozialer Kompetenzen. Oder, als weiteres Beispiel, durch den Kompetenzatlas von Erpenbeck und Heyse, worin in einem komplexen Verfahren (KODE® und KODE®X) Kompetenzen definiert, ermittelt und steuerbar gemacht werden sollen (vgl. Erpenbeck, J., Heyse (2010), S. 11 -19). Solche Entwicklungen, die aus dem Personal-Management kommen, münden für die Pädagogik in dem, was heute als Bildungs-Controlling bezeichnet wird. In Bezug auf die Ökonomie, wie auch auf Organisationsentwicklung innerhalb von (beruflichen) Bildungseinrichtungen, könnte dieses Vorgehen zum angestrebten Standart werden.

Es wird darin ein Unterschied zwischen sozialen und personalen Kompetenzen gemacht, der sicherlich seine Berechtigung hat. Vor allem, wenn man weiter wissenschaftlich differenzieren möchte. In dieser Arbeit soll es aber nicht um diese Differenzierung gehen, sondern um die Betrachtung im Sinne der Pädagogik.

Zu den sozialen Kompetenzen zähle ich in diesem Fall auch die personale Kompetenz, als soziale Kompetenz sich selbst gegenüber und als Grundlage, um sich überhaupt in Bezug und in (pflegerische) Beziehung geben zu können.

Die differenzierte und komplexe Erfassung von Kompetenzen, wie sie im Bildungs-Controlling erfolgt, soll hier nicht weiter dargestellt und untersucht werden. In dieser Entwicklung in der (Berufs) Pädagogik erscheint mir durchaus die Gefahr zu liegen, der Mensch könnte rein funktional und als Instrument gesehen werden.

Denn mag es auch wichtig und sinnvoll sein, soziale Kompetenzen in den Blick zu nehmen, und zu schauen wie diese zu fördern sind, so stellt sich die Frage, ob dies so technisch angegangen werden kann bzw. ob es nicht hauptsächlich um die versuchte Steuerung geht, deren Illusion mit Herrschaftsbestrebung kompensiert werden soll.

Es kann zwar im Sinne dessen, dass es bei sozialen Kompetenzen primär auf das Konstituieren (oder gar Existieren) 'seiner Selbst' geht, trotzdem sinnvoll sein, soziale Kompetenz auch funktional für die Gesellschaft oder für die Ökonomie zu betrachten.

Doch nicht als Hauptsache. Eine funktionale Betrachtung wäre durchaus vorstellbar, wenn denn die primäre Bedeutung von sozialen Kompetenzen wirklich beachtet und entsprechend respektiert wird. Dies würde aber eine praktische Konsequenz für die (Berufs-) Pädagogik bedeuten, indem sich Räume im Curriculum, im System überhaupt, zeigen müssten, und Lehrer entsprechend gebildet werden (als Subjekt), die diese Räume einfordern und füllen können.

Es muss in Bezug auf soziale Kompetenzen auch darum gehen, ein unbewertetes 'Sich-Erleben' zu ermöglichen, in angemessenen und wechselnden 'Räumen', wie auch ein für 'Sich-Sein' innerhalb dieser sozialen Räume (Rückzug oder z.B. Meditation). Dies ermöglicht wachsende Zusammenhänge für das Subjekt selbst, wie für seine berufliche Handlung (Kompetenz). Das würde im Sinne von Rousseau bedeuten, dass es neben all der sinnvollen Technik und der Entwicklung, die der Mensch steuern kann, es doch auch eine Natur 'seiner Selbst' im Menschen geben muss, worauf es zu vertrauen gilt. Zuerst bräuchte es aber das Bewusstsein, dass dies alles nicht nur persönliche Fragen sind, sondern auch gesellschaftliche und damit berufliche.

Um nun wieder etwas anschaulicher und konkreter zu werden, möchte ich in dieser Arbeit als nächstes meine eigene Ausbildung zum Altenpfleger exemplarisch und in Bezug zum Thema betrachten und danach der heutigen Ausbildung gegenüber stellen.

3.1 Die eigene Ausbildung nach dem Konzept von Liliane Juchli

Meine Ausbildung fand von 1997 bis 2000 in einer kirchlichen Einrichtung (Schule wie auch Praxisstelle) im Ortenaukreis statt. Der Unterricht und die entsprechend praxisrelevante Pflegetheorie bezog sich damals eng auf das Lehrbuch von Juliane Juchli (1997): Pflege. Praxis und Theorie der Gesundheits- und Krankenpflege.

Das Menschenbild in Juchlis Verständnis geht über ein medizinisch-funktionales oder biologisches Verständnis hinaus. Es sieht eine leib-seelisch-geistigen Ganzheitlichkeit des Menschen als Grundlage pflegerischen Handelns (vgl. Juchli (1987), S. 29-37).

Dieser Ansatz wurde uns während der Ausbildung von den Lehrkräften immer wieder verdeutlicht. Meinem Empfinden nach, ging es darum mit Fachwissen und Empathie den Pflegebedürftigen als ein 'menschliches' Gegenüber zu betrachten. In dessen Lage sich ein-zufühlen und einzudenken, um daraus sein pflegerisches fachliches Handeln abzuleiten.

Zu den Aktivitäten des täglichen Lebens gehören hier z.B. auch 'Sinn-finden', 'Lernen', 'geschlechtliches Erleben' oder 'Sterben', was seinen Stellenwert bekam, indem entsprechend viel Zeit verwendet wurde, um diese Aspekte aus Sicht der Pflegebedürftigen zu betrachten und im Unterricht zu diskutieren.

Die Vermittlung des Lerninhalts verlief schon damals, praktisch gesehen, in Ansätzen nach dem Lernfeldansatz und dem problem- oder fallorientierte Lernen, ohne dass es so benannt wurde. Die Form war aber weniger die Gruppenarbeit, wie sie zwingend zum eigentlichen POL gehört, sondern überwiegend Frontalunterricht. Doch da tatsächlich unter allen Gesichtspunkten der verschiedenen ATL's, und auch mit Bezug auf Nebendisziplinen wie Recht, Psychologie oder Aktivierung auf verschiedene Lern-Situationen (Krankheits- oder Problemfälle) geschaut wurde, kann man schon von Lernfeldern sprechen. Entsprechend war auch das Lehrbuch aufgebaut, indem vor jedem Kapitel eine Übersicht und Zusammenhänge skizzenhaft aufgeführt waren. Die konsequente Handlungsorientierung war dagegen weniger gegeben, da die Leistungs-Nachweise aus reiner, jeweils fächerspezifischen, Wissensabfrage bestanden.

Wie viel sich von der ganzheitlichen Pflege und all dem, was in der Schule unterrichtet wurde, im praktischen Alltag auf der Station umsetzen ließ, wie sehr der Transfer oder der Unterricht gar aus dem Praxis-Erleben erfolgte, was mit zum Ansatz der konsequenten Handlungsorientierung gehören würde, das wäre zudem noch mal eine ganz andere Frage, der ich hier nicht weiter nachgehen möchte.

3.2 Soziale Kompetenzen in der Altenpflege-Ausbildung damals und heute

Die Frage der sozialen Kompetenz tauchte während meiner Ausbildung, explizit so benannt, selten auf. Es wurde eher von 'Menschlichkeit' gesprochen, was aber weiter nicht differenziert wurde. Inzwischen hat sich dies in der Pflegeausbildung, auf den Unterrichtsstoff bezogen, grundlegend verändert.

Heute taucht der Begriff der 'sozialen Kompetenz' eher schon inflationär auf, wenn es um Pflege und Pflegeausbildung geht.

Im Lehrplan der Berufsfachschule für Altenpflege des Landes Baden-Württemberg vom 17. 08. 2009 heißt es zum Beispiel in der Vorbemerkung zu Aufgaben und Konzepte in der Altenpflege: *„Die Schülerinnen und Schüler verstehen grundlegende Muster menschlichen Verhaltens und lernen einen adäquaten und sozialkompetenten Umgang mit den Hilfe Suchenden"* (S.2).

Doch auch ohne es damals so zu benennen, wurde auf soziale Kompetenzen während meiner Ausbildung Ende der 1990er sehr viel Wert gelegt. In der Nachbetrachtung vielleicht etwas einseitig mit Schwerpunkt auf der Empathie.

Was zwangsläufig immer mit zur sozialen Kompetenz gehört, das sind kommunikative Fähigkeiten, die für sich genommen auch als kommunikative Kompetenzen, oder manchmal sogar auch stellvertretend für den Begriff 'soziale Kompetenz' genannt werden. Vor allem in der Pflege wird sehr viel von Kommunikation gesprochen und geschrieben, wie zum Beispiel der Buchtitel „Kommunikative Kompetenzen in der Pflege" (Elzer, Sciborski (2007) verrät; eines unter den vielen, zu diesem Thema veröffentlichten Werke.

Der Bereich Kommunikation und Kommunikationstechniken war schon während meiner Ausbildung Ende der 1990er Jahre ein Unterrichtsthema, das in verschiedenen Fächern auftauchte. Inzwischen wurde in der Ausbildungs- und Prüfungsverordnung für den Altenpflegeberuf nach dem Altenpflegegesetz von 2003 (§3) explizit das Thema „Anleiten, beraten und Gespräche führen" mit einem Umfang von 80 Stunden festgelegt. Außerdem hat das Thema Kommunikation u.a. in den Lernfeldern „Lebenswelten und soziale Netzwerke alter Menschen" und „Mit Krisen und schwierigen sozialen Situationen umgehen" einen gewichtigen Anteil (vgl. Elzer, M. Und Sciborski, C. (2007), S 26 ff).

So lässt sich also zusammenfassend feststellen, dass die Vermittlung von sozialer Kompetenz, obwohl nicht ausdrücklich so genannt, in der Altenpflegeausbildung Ende der 1990er sehr wohl und auch umfangreich auf dem 'Lehrplan' stand.

Vor allem wurde immer wieder auf den Umstand der Asymmetrie (so würde es heute im Fachjargon bezeichnet werden (vgl. ebd, S. 221 ff)) in der Kommunikation und Interaktion zwischen Pflegekräften und Pflegebedürftigen in der Praxis aufmerksam gemacht. Hierzu wurde viel diskutiert und es war ein starkes Anliegen der Lehrkraft spürbar (Haltung?) uns Auszubildende immer wieder in die Perspektive des Pflegebedürftigen zu versetzen. Es wurde uns vermittelt, die Dinge und 'Zustände' nicht als selbstverständlich zu betrachten und hinzunehmen, sondern sich des eigenen Maßstabs von 'Menschlichkeit' bewusst zu werden, diesen zu stärken und auch auf den Pflegebedürftigen zu übertragen; und gegebenenfalls (in Konfrontation mit der pflegerischen Tradition oder auch der Institution) dafür einzustehen.

3.3 . Das Subjekt im Zentrum?

In der Pflegeausbildung, ob Alten- oder Krankenpflege, damals wie auch heute, wird vor allem der Blick auf den zu Pflegenden geschärft und steht im Vordergrund. Eine der wichtigsten Fähigkeit, und gleichzeitig Grundlage der Pflege, ist die genaue Beobachtung des Pflegebedürftigen, das Erfassen seiner Bedürfnisse auf den verschiedensten Ebenen. Wenn es nun darum geht, nachhaltige (Pflege) Qualität zu entwickeln, reicht die Schulung dieses Blickes auf den Pflegebedürftigen nicht aus. Es muss in diesem Kontext der Blick ebenso auf den Schauenden selbst, auf den pflegenden Menschen gerichtet werden. Und dies nicht nur bezüglich seines Kommunizierens und Verstehens zum Pflegebedürftigen hin.

Generell lässt sich sagen, dass in Bezug auf die Vermittlung von sozialen Kompetenzen der Dialog und die Beziehung selbst im Vordergrund des Lerngeschehens stehen müssen. Beziehung bedeutet, es braucht ein Interesse am Gegenüber als Subjekt. Hierfür sind wiederum geeignete Rahmenbedingungen für Lehrer wie auch für Schüler von Nöten, die solch eine 'Beziehungs-Arbeit' überhaupt ermöglichen.

Es geht hier darum, den Auszubildende als zukünftig professionelle Pflegekraft in die Lage zu bringen, dem Beziehungsaspekt in der Pflegetätigkeit gerecht zu werden. Hierzu braucht er die Fähigkeit, sich selbst wahrzunehmen, sich zu beobachten, sich selbst zu spüren, zu erleben und sich darin in den verschiedensten Kontexten zu reflektieren. Damit eine Lehrperson dieses vermitteln kann, braucht sie neben den Rahmenbedingungen natürlich auch selbst all diese Fähigkeiten.

So käme der Schüler als indirekte Folge seines Selbst-Bezugs dann auch tatsächlich zunehmend in die Lage, den Pflegebedürftigen ebenso als einen Mensch 'seiner Selbst willen' zu anzusehen, und weniger als reinen Kunden, der einer Ökonomie dient oder gar als Ding, über das man bestimmen kann, wie es die Institution vielleicht vorgibt.

Der Schüler kann so nur als Subjekt seine eigenen Grenzen erfahren, da es bei der Selbstwahrnehmung auch um eigene Gefühle geht, die es wahrzunehmen und in der Handlung zu berücksichtigen gilt. Ebenso wie die Pflege nur in diesem professionellen Bewusstsein dem Pflegebedürftigen, wie auch der Institution, ein Gegenüber sein kann.

Die Übernahme von Verantwortung beginnt letztendlich bei sich selbst.

Ob dies in einer Organisation so gewünscht ist, kann man durchaus in Frage stellen. Angesichts der aktuellen Zustände in der Pflege und der demographischen Entwicklung braucht es meines Erachtens in der Pflege aber genau diese Fähigkeit der Verantwortung.

Liliane Juchli hat neben der ganzheitlichen Pflege immer wieder ihr individualistisch ausgerichtetes Verständnis der Pflegepraxis betont.

„Wenn wir davon ausgehen, dass Krankenpflege vom Bild des Menschen bestimmt wird, d.h. von der Einstellung und Haltung desjenigen, der Pflege ausübt, wird klar, dass die Qualität der Pflege von der Lebensqualität der einzelnen Pflegeperson abhängt" (Juchli (1987), S. 79).

Auf sozial- oder gesundheitspolitische Gesichtspunkte geht Liliane Juchli jedoch wenig ein, wofür sie entsprechend kritisiert wird (z.B. von Geißner U., vom Autor so verstanden in einem Pausen-Gespräch am 30. 01. 2013).

Wie aber hat sich Juchlis Ansatz einer individualistischen Pflegepraxis, einem Konzept worin auch der Pflegenden selbst mit seiner Lebensqualität vorkommt, auf meine schulische Ausbildung in der Altenpflege ausgewirkt?

Das kann ich gar nicht sagen, weil ich von diesem Ansatz praktisch nichts bemerkt habe. In meiner Ausbildung konnte ich davon nichts davon wahrnehmen, obwohl dezidiert nach Juchli ausgebildet worden war. Einer der großen Leitsätze von Juchli: *„Ich pflege als die, die ich bin"* wurde zwar erwähnt, war aber nicht weiter von Bedeutung. Es wurde nicht einmal darüber gesprochen, was dieser Satz meinen könnte und weshalb er überhaupt in diesem Lehrbuch auftaucht.

Natürlich ist zu vermuten, dass ein Pflegeschüler sich auch nicht an alles erinnert, was im Unterricht vorkam. Aber selbst wenn dem so wäre, oder gerade dann, zeigt sich im Rückblick die Bedeutungslosigkeit dieses Aspektes für die damalige Ausbildung oder aber das weitgehende Unvermögen der Vermittlung.

Und auf die heutige Pflegeausbildung bezogen, darf vermutet werden, dass sich daran wenig geändert hat. Im Gegenteil, im Mittelpunkt stehen die zunehmenden Anforderungen bei der Versorgung von Pflegebedürftigen nach neuesten pflegewissenschaftlichen Erkenntnissen innerhalb von komplexen organisatorischen Abläufen und Erfordernissen (wie z.B. QM).

Meinem Verständnis von Berufspädagogik nach dürfte 'die Pflege' als Lern-Gegenstand jedoch nicht ausschließlich an zentraler Stelle stehen. Dies mag zwar für die Institutionen der Pflege das Zentrale sein. Für die Berufspädagogik müsste dies jedoch der Auszubildende sein, der mit oder auch für die Aneignung von Pflegekompetenz, auch in der Entwicklung seines autonomen Selbst-Bezugs gefördert wird.

4. Fehlende Bausteine

Aus der bisherigen Ausführung ergibt sich, dass es bezüglich der Vermittlung von sozialen Kompetenzen in der Berufspädagogik möglicherweise fehlende Bausteine oder zu ergänzende Sichtweisen gibt. Es sollte klar geworden sein, dass hier im Rahmen dieser Arbeit, die Frage nach den sozialen Kompetenzen nur in Verbindung mit der Frage nach personaler Kompetenz gestellt werden kann. Dass eine personale Kompetenz jenseits von Instrumentalisierungs-Absichten vielleicht sogar die Basis sein müsste für die Entwicklung einer umfassenden sozialen Kompetenz. Dann, wenn es nicht nur darum gehen soll, 'Human-Kapital' zu bilden, das 'verheizt' werden kann.

Wo bleibt also der wirkliche Blick in die andere Richtung, der Blick auf das Subjekt, auf die Pflegekraft oder den Auszubildenden? Ist dies Fehlen systemisch (auf die Gesellschaft) zwangsläufig oder änderbar?

Zum Teil taucht die Frage nach dem Subjekt unter dem Thema 'Selbstsorge', 'Psychohygiene' oder während der Ausbildung unter 'berufliches Selbstverständnis' auf. Dies steht dann meist in Verbindung mit dem Erhalt der pflegerischen Gesundheit (Arbeitskraft).

Diese Frage sich aber tatsächlich 'seiner Selbst willen' zu stellen, was wie gesagt durchaus etwas mit der Profession einer Pflegekraft zu tun hat, zumal eine Pflegekraft andauernd mit existenziellen Fragen von Seiten ihres Klientel berührt ist, scheint in der beruflichen Bildung bisher wenig angebracht.

Das Wahrnehmen und Austauschen eigener Gefühle z.B innerhalb beruflicher Kontexte braucht einen Raum und eine entsprechende Kultur. Oder das Bewusstwerden und Anbieten von praktischen Übungen zu verschiedenen Bewältigungs-Möglichkeiten angesichts der psychischen Belastung im Beruf. Dies gehört mit zur Berufsbildung und ist keine reine Privatsache.

Dies sind Grundvoraussetzungen, um nicht tatsächlich irgendwann bei einer rein funktionalen Pflege zu landen, die ohne 'menschliche' Beteiligung vonstatten geht.

Wie aber ließen sich solche Ansätze nun praktisch einführen oder umsetzen?

5. Neue Wege in der Handlungsorientierung

Wie ist es generell und überhaupt möglich, soziale Kompetenz zu vermitteln? Dies ist nun keine Frage von reiner Wissens-Vermittlung, wohl aber eine Frage der Gestaltung des Curriculum. Darüber hinaus aber mehr noch. Soziale Kompetenzen entwickeln sich hauptsächlich aus dem Dialog und der Begegnung, in einem Miteinander, indem sich die Menschen gegenseitig ein Spiegel sind. Als zentraler Spiegel in der Pädagogik steht die Lehrperson.

In Bezug auf eine Gesamt-Gestaltung des Lehr-Lern-Geschehens kommt es, neben der Haltung und Verfassung des Lehrers, auch auf gemeinsame soziale Erfahrungen in den verschiedensten angemessenen Lern- und Lebensfelder an, ohne diese zunächst zu bewerten. Es geht darum, sich mit verschiedensten 'Welten' bekannt zu machen und darin differenziert angemessen handlungsfähig zu werden. Dies gilt für die 'Welten' im Außen, ist aber nicht trennen von den 'inneren Welten' des Menschen.

Man könnte das durchaus als 'Handlungsorientierung' bezeichnen, obwohl der Begriff 'Handlungsorientierung' meines Erachtens zumeist anders verwendet wird. Im Bereich der Berufspädagogik ist er inzwischen gängig, z.B. bezüglich der Ökonomisierung von Bildung um den Erwerb von so genannten Schlüsselqualifikationen zu gewährleisten (vgl. Käser (2008), S.22). Wobei es bezüglich von Schlüsselqualifikationen wiederum darum geht, angemessen zu handeln. Diese Handlung bezieht sich auf den 'Gegenstand' des jeweiligen Beruffeldes.

Natürlich ist der gesetzte Fokus sehr unterschiedlich, je nachdem, ob es um Handlungen in sozialen Räumen, wie in der Pflege oder um Handlungen in einem Fertigungsprozess geht. Wobei auch in einem Pflegeprozess sicherlich etwas produziert werden soll, was im Allgemeinen mit Gesundheit beschrieben werden kann. Wie diese zu definieren sei und von wem, das wäre selbst wiederum eine entscheidende Frage, der hier aber nicht weiter nachgegangen werden soll.

Wie vielschichtig nun aber der Begriff Handlungsorientierung gesehen und gedacht werden kann, und welche philosophisch oder anthropologisch - historische Zusammenhänge dabei ineinander spielen, welche Konsequenzen und welche aktuellen Entwicklungen es dazu gibt, erschließt sich zum Beispiel aus der Lektüre. „Handlungsorientierung – kritisch" (ebd. S. 45 – 90).

Handlung in Bezug auf soziale Räume zielt jedoch nicht nur auf die soziale oder fachliche Handlung selbst, sondern auch auf die Selbst-Konstituierung des handelnden Subjekts. Dies führt weiter in Richtung eines pädagogischen Konzeptes, wie es Hentig vertritt (Laborschule Bielefeld). Aber meinem Verständnis nach auch in Richtung Kerschensteiners Ansatz bezüglich der Berufsbildung aus dem Anfang des 20. Jhd. In dem exemplarischen Satz: „Berufsbildung umfasst eigentlich Menschenbildung" (Kerschensteiner zitiert nach Kötteritz (1981), S.84), oder „...Umwandlung der Schulen in Arbeitsgemeinschaften, die sich ...selbst regieren..." (ebd. S.85).

Kerschensteiner spricht hier von der Arbeitsschule, die in seinen Überlegungen sozusagen den Auftrag von staatlicher und gesellschaftlicher Allgemeinbildung und den der Berufsbildung mit ihren ökonomischen Erfordernissen verbindet. Es ergeben sich Schlussfolgerungen, die nicht nur für die allgemeinbildenden Schulen, sondern ebenso auch für die Berufsschulen relevant sind.

Aus all dem zusammen ergeben sich mögliche Schlagworte wie:
'Gemeinsames selbstbestimmtes Lernen an praktischen Beispielen'
oder: 'Lernen und Mitgestalten durch gemeinsame Erfahrungen in verschiedenen Lebens- oder Arbeitsbereichen'.
Aber auch 'Wahrnehmung (und Spüren) seiner selbst im Kontakt mit den Anderen'
oder: 'Was bedeutet es, mit sich selbst in Kontakt zu sein und wie gelingt das?'
Hier sollten sich also, auf die aktuelle Berufsbildung bezogen, auch zunehmend östliche Ansätze einmischen, die inzwischen an manchen Stellen wissenschaftlich durchaus implementiert sind (zum Beispiel die Wirkung von Achtsamkeitsübungen in medizinischen und pflegerischen Behandlungen in Chökyi Nima Rinpoche (2006): Medizin und Mitgefühl).

Die wissenschaftliche Kritik an solchen Überlegungen überwiegt jedoch.
Größere Hindernisse für solch eine Entwicklung liegen aber sicherlich auch in der gesellschaftlichen Bildungs-Kultur an sich, an der Instrumentalisierung des lernenden Menschen.
Ein weiterer Widerspruch stellt der scheinbare Ökonomisierungs-Zwang in den sozialen Arbeitsbereichen dar, der ebenso die entsprechende Berufsbildung betrifft.
Im Grunde liegt aber hier genau das Dilemma, in dem die professionelle (Alten)Pflege seit Jahren befindet.

6. Soziale Kompetenzen und die Frage der Herrschaft

Soziale Kompetenz bedeutet hier überwiegend Empathie, Kommunikations-Fähigkeit und Hilfsbereitschaft. Im Grunde die moderne Fassung des 'alten Gewandes vom selbstlosem Dienst', wie ihn die professionelle Pflege in ihrer Geschichte nur zu gut kennt, bis dahin wo 'selbstloser Dienst" gleichbedeutend mit völligem Gehorsam war und sogar verbrecherisch werden konnte.

Und nach wie vor bietet die 'Dienst-Bereitschaft' von jungen Menschen, die sich in der (Alten)Pflege ausbilden lassen, meines Erachtens einen fruchtbaren Boden diese 'Selbstlosigkeit' zu fördern (oder an-zu-erziehen). Und selbst wenn junge Menschen heute andere Motivationen und 'Standings' haben, so wird durch die (verborgene) Pflege-Kultur mit ihren unausgesprochenen Grundannahmen doch wieder zumeist die gewohnte 'Selbstlosigkeit' herauf gefördert. War dies früher eine Frage der Herrschaft durch Hierarchie, so herrscht heute die Ökonomisierung, die aus der 'Selbstlosigkeit' ihren Profit schlagen möchte.

Zwingende Folge sind Zustände von Personalmangel, wie sie aktuell vorkommen, weil die Pflegekräfte diesem Druck immer weniger standhalten können. Diese Frage der Berufspraxis muss natürlich auch eine Frage in der beruflichen Ausbildung sein.

Sie führt wieder zwangsläufig zum Thema 'Selbstkompetenz' innerhalb der sozialen Kompetenz. Dies ist das eigentliche Gegengewicht innerhalb der sozialen Kompetenzen, auf das hier hinweisen werden soll und dessen Ausbau oder Implementierung in der Ausbildung notwendig erscheint, falls es um eine Zukunft für und in der Pflege geht.

Was bedeutet also z.B. in einem berufspädagogischen Kontext der Satz „Ich pflege als die, die ich bin", wie Liliane Juchli ihn formuliert?

Diese Frage generell zu stellen, ihr den Raum zu geben, würde bereits einen Akzent setzen. Ohne eine schnelle Antwort geben zu können, scheint meines Erachtens jedoch klar, dass es hier neben der Reflexion auch um praktische Erfahrungen gehen muss, sprich handlungs-bezogen.

Denn selbst wenn heute das Thema 'Selbstsorge und Burnout' (theoretisch) im Pflegeunterricht auftaucht, so reicht hier ein Wissen ebenso wenig aus, wie eine Pflegetheorie nicht ausreichen kann, um wirklich pflegen zu können.

7. Fazit

Mein Fazit lautet ganz kurz gefasst: 'Selbstkompetenz als Bildungsauftrag'.

Einer der höchsten ethischen Grundsätze, der auf Immanuel Kant (1724 – 1804) zurückgeht, der aber nach wie vor gilt, betrifft den Begriff 'Würde' in Verbindung mit dem menschlichen Leben, das seinen Zweck ausschließlich in sich selbst trägt. Das menschliche Leben darf in seinem Zweck nicht verdinglicht werden. Diesen Grundsatz kann man heute oft hören, wenn es um Diskussionen zur Bio- und Gentechnik geht.

Dass menschliches Leben nicht verdinglicht werden darf, sollte nun aber auch bedeuten, dass die Reduktion auf die Ansammlung standard-mäßiger und mechanischer (Pflege) Abläufe einem Menschen nicht gerecht wird. Dies betrifft jedoch nicht nur den pflegebedürftigen Menschen, sondern ebenso auch den pflegenden Menschen oder die Auszubildenden in der Pflege.

Diese plakative und polemische Argumentation ist natürlich unwissenschaftlich. Sich aber der Grundsätze zu besinnen und die Komplexität nicht immer weiter zu steigern, sondern sie zuweilen auch zu reduzieren, scheint mir durchaus an manchen Stellen angebracht.

Das Stichwort Selbstkompetenz führt aber nicht nur zu Kant, sondern z.B. auch zur dt. Kultusministerkonferenz. In deren Handreichung für die Erarbeitung von Rahmen-Lehrplänen für den berufsbezogenen Unterricht in der Berufsschule von 2011 heißt es: *„Danach gehört es zum Bildungsauftrag der Berufsschule, ...die allgemeine Bildung zu erweitern"* (ebd.,S. 10).

Neben der sozialen Kompetenz, die separat genannt wird, findet sich zur Selbstkompetenz folgende Definition:

„Bereitschaft und Fähigkeit, als individuelle Persönlichkeit die Entwicklungschancen, Anforderungen und Einschränkungen in Familie, Beruf und öffentlichem Leben zu klären, zu durchdenken und zu beurteilen, eigene Begabungen zu entfalten sowie Lebenspläne zu fassen und fortzuentwickeln. Sie umfasst Eigenschaften wie Selbstständigkeit, Kritikfähigkeit, Selbstvertrauen, Zuverlässigkeit, Verantwortungs- und Pflichtbewusstsein. Zu ihr gehören insbesondere auch die Entwicklung durchdachter Wertvorstellungen und die selbstbestimmte Bindung an Werte" (ebd., S. 15f)

Nun betrifft dieses Papier der Kultusministerkonferenz die Berufsschulen und nicht die Berufsfachschulen, an denen Pflegekräfte ausgebildet werden. Ob der Bildungsauftrag an Berufsfachschulen jedoch ein grundsätzlich anderer ist, darf bezweifelt werden.

Wie sehr dieser Bildungsauftrag ernst genommen wird, wie er ausgeführt und was darunter verstanden wird, ist aber nicht Sache des Papiers, sondern eher eine Frage der Kultur. Letztlich eine Frage des gesamten gesellschaftlichen Bildungssystems.

Komplexität zu steigern (sprich Reflexion und Wissenszuwachs), um argumentieren und steuern zu können, darf nicht nur für sich, und dadurch in einem Ungleichgewicht stehen. Handeln und Erleben darf nicht ausschließlich auf eine fachliche Kompetenz bezogen sein. All dies muss sich in gewissem Maße auch explizit auf das autonome Selbst, auf das reine Subjekt beziehen. Für solch eine Richtung zum menschlichen Gleichgewicht hin, bräuchte es nun neue praktische Wege in der (pflegebezogenen) Berufspädagogik, angefangen von der Lehrerbildung bis hin zu den schulischen Rahmenbedingungen und den Curricula.

Quellenverzeichnis:

-Dietrich, T.: Zeit- und Grundfragen der Pädagogik, Verlag Julius Klinkhardt, Bad Heilbrunn/OBB., 1988

-Erpenbeck, J., Heyse V., Ortmann S.: Grundstrukturen menschlicher Kompetenzen: Praxiserprobte Konzepte und Instrumente, Waxmann Verlag, Münster, 2010

-Juchli, L.: Pflege, Praxis und Theorie der Gesundheits- und Krankenpflege, 7. neubearbeitete Aufl., Georg Thieme Verlag, Stuttgart, 1997

-Juchli, L.: Krankenpflege, Praxis und Theorie der Gesundheitsförderung und Pflege Kranker, 5. überarbeitete und erweiterte Aufl., Georg Thieme Verlag, Stuttgart, 1987

-Käser, G. M.: Handlungsorientierung – kritisch, unveröffentlicht, vom Autor als PDF zur Verfügung gestellt, 2008

-Kanning, U. P.: Diagnostik sozialer Kompetenzen, 2. aktualisierte Auflage, Hogrefe Verlag, Göttingen, Bern, 2009

-Kötteritz, E. V.: Georg Kerschensteiners Arbeitsschule und die Arbeitslehre der Gegenwart, Eine vergleichende Untersuchung, Böhlau Verlag, Köln, Wien, 1981

-Nima Rinpoche, C.: Medizin und Mitgefühl, Anleitung eines tibetischen Lamas für medizinische Fachkräfte und Betreuende, Arbor Verlag, Freiamt, 2006

-Schelten, A.: Einführung in die Berufspädagogik, 3. vollständig neu bearbeitete Aufl., Franz Steiner Verlag, Wiesbaden, Stuttgart, 2004

aus dem Internet:

-Kultusministerkonferenz: Handreichung für die Erarbeitung von Rahmenlehrplänen der Kultusministerkonferenz für den berufsbezogenen Unterricht in der Berufsschule und ihre Abstimmung mit Ausbildungsordnungen des Bundes für anerkannte Ausbildungsberufe vom 23.09. 2011,
aus dem Internet geladen am 08.05. 2013 unter:
http://www.kmk.org/fileadmin/veroeffentlichungen_beschluesse/2011/2011_09_23_GEP-Handreichung.pdf

-Landesinstitut für Schuleentwicklung Baden-Württemberg: Schulversuch 41-6622.43/125 vom 17.08.2009,
aus dem Internet geladen am 05.05. 2013 unter:
http://www.ls-bw.de/bildungsplaene/berufschulen/bfs/bfs_sonstige/bfs_sch_vers_soz_pfl/pdf_altenpflege/BFS-Altenpflege_Aufgaben-Konzepte_09_3721_01.pdf

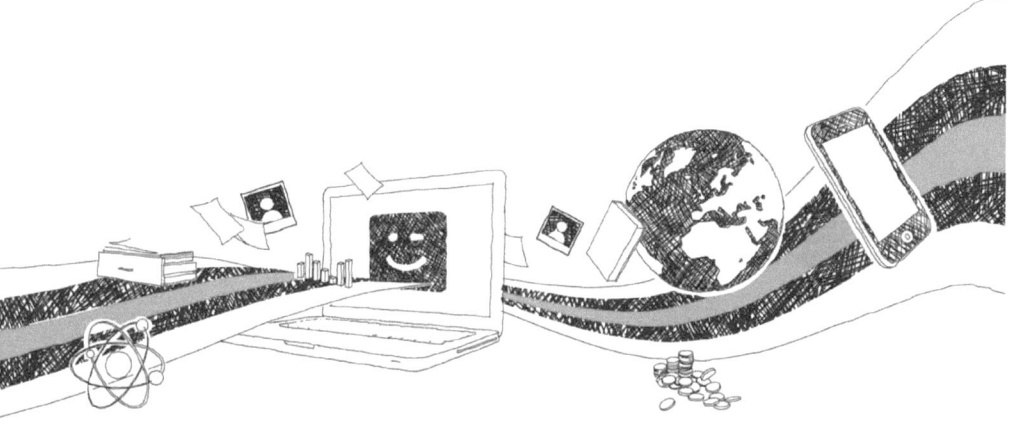